側弯のしお

JN115216

改訂 第4版

知っておきたい 脊柱側弯症

日本側弯症学会 編

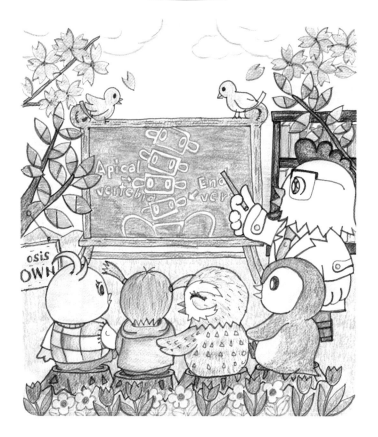

インテルナ出版

「知っておきたい脊柱側弯症」第4版
お読みになる前に

　脊柱側弯症は昔から存在した脊椎の変形で、かつては北ヨーロッパなど日照の少ない土地でビタミンD不足から来る「くる病」や、ウィルス性疾患「ポリオ」などによって起こるものが多くありました。

　その後、世界各地で、成長期に起こる、女子に多い原因不明のいわゆる「特発性脊柱側弯症」が問題となり、それへの取り組みが整形外科医を中心として行われ、診断・治療面で大きな進歩を遂げました。日本でも昭和40年代から認識が深まり、1968年（昭和43）に側彎症研究会が発足しました。その後、1978年には学校保健法の一部が改正され、脊柱側弯症を中心としての学校検診が実施されるようになりました。そのため、同年「知っておきたい脊柱側弯症」の初版が刊行され、その後改訂を重ね、この第4版が今回刊行されることになりました。

　学校検診に脊柱側弯症が加わったのは進歩でしたが、診断後の「受け皿が適切に用意されていない」検診もあり、これは大きな問題で、患児やご家族に著しい不安をもたらしてしまうこともありました。このような状態は、この冊子ができて、かなり改善されましたが、残念ながら完全解決にはまだいたっていないようです。

　この本は、そんなことを念頭において作成されました。かなり読みやすくなってはいますが、医学用語はいわゆる「業界語」のひとつで、お読み戴きたい保護者の方々にはまだまだ「難しい」かも知れません。脊柱側弯症は整形外科のなかでも特殊な領域です。しかし以上の経過から、整形外科医の側弯症への認識度・経験度は高くなっています。皆様が理解できないことがあれば、ぜひお近くの整形外科医に遠慮なくお尋ね下さい。その医師が専門でなければ、どなたか「しかるべき医師」を紹介してくれることと思います。

私は脊柱側彎症学会（もと研究会）設立初期からの会員です。その50年の経験から強調したいことは、「脊柱側弯症は決して難病・奇病ではない」・「適切な治療によって進行を食い止めることができる」・「背骨は曲がっていても心は曲げるな」・「患児を孤立させるな」・「学校生活を妨げない治療を」などであります。

　診断や治療にたずさわる皆様、暖かい心を持って患児や、ご両親に接して下さい。それにこの冊子が少しでもお役に立てばまことに幸いであります。

2019 年 12 月

日本側彎症学会名誉会員
順天堂大学名誉教授

山 内 裕 雄

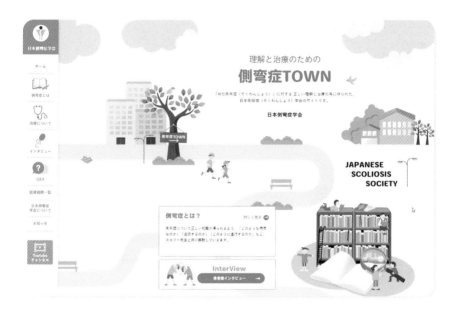

表紙のことば

　表紙の絵は、日本側弯症学会ホームページの患者様向けサイト「側弯症タウン」に出てくるキャラクターを用いています。

　このサイトでは、動画やインタビューなど本しおりの内容を補填するコンテンツがいっぱいあります！

　「日本側弯症学会」で検索いただければトップページに「側弯症タウン」の入り口があります。ぜひのぞいてみてくださいね！

　黒板を前に教えているのは「スコリー先生」
　左のヒヨコは「オーシス君」
　左から2番目の女の子は、オーシス君の友達の花子ちゃんです。
　フクロウとペンギンは新しいキャラクターです。
　いずれ側弯症学会のホームページにも登場するかもしれません。

　表紙・本文イラスト：藤原憲太

1 側弯症、後弯症、前弯症とは どのような病気か

1 背骨の構造

　背骨（せぼね）が柱のようにつながった構造を脊柱（せきちゅう）とよびます。ヒトの脊柱は7個の頚椎（首の部分）、12個の胸椎（肋骨がついている胸の部分）、5個の腰椎（腰の部分）、そして仙椎・尾椎、で成り立っています。それぞれの骨は椎間板を挟んで独立しており、そのため脊柱は柔軟性を持っています（図1）。正常な脊柱は、体の前あるいは後ろから見るとほぼまっすぐです。一方、横から見ると、頚椎は前に、胸椎は後ろに、腰椎は前に向かって緩やかに弯曲しており、この正常な弯曲を生理的弯曲といいます。これらの正常な脊柱の形が失われた状態が脊柱変形であり、それには側弯症、後弯症、前弯症があります。

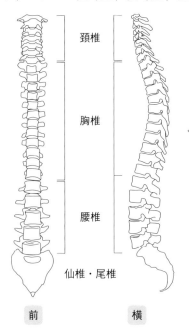

頚椎

胸椎

腰椎

仙椎・尾椎

前　　　横

◀ **図1　正常な背骨（脊椎・脊柱）**
背骨がつながって柱のようになった構造を脊柱とよんでいます。
左：脊柱を前から見ると、ほぼまっすぐな状態が正常で、横に10°以上曲がった状態を脊柱側弯症とよびます。
右：横（図では左横）から脊柱を見ると、首の部分の脊椎（頚椎）は前方へ弯曲し、背中の部分の脊椎（胸椎）は後方へ弯曲し、腰の部分の脊椎（腰椎）は前方へ弯曲しています。

2 側弯症とは

側弯症とは、脊柱を前あるいは後ろから見たときに、左右に曲がっている状態で、ねじれも伴います（図2）。弯曲の大きさは、上下で最も傾いている2ヵ所の背骨が作る角度（コブ角）で評価します。この角度が10°以上であるものが側弯症です。側弯症は手術が必要と判断されるような角度（コブ角40°〜50°以上）になっても、痛みなどの症状を出すことはまれです。しかし、さらに進行すると、外観に対する精神的なストレスのみでなく、肺活量の低下、腰痛や脚の痛み・しびれ、といった健康に直接影響を及ぼすような障害を引き起こすことがあります。

3 後弯症、前弯症とは

後弯症、前弯症とは、脊柱を横から見たときに、後ろ、あるいは前への弯曲が異常に大きくなった状態をいいます。後弯症によって脊柱の中にある神経が圧迫されて障害を引き起こすことがあります（**後弯症については第13章を参照**）。また前弯症によって肺や気管支が圧迫されると肺活量の低下や無気肺などの呼吸の障害が引き起こされることがあります。

これらの脊柱変形は、早い時期に発見して適切な治療を受ければ、進行を止められるものが少なくないため、早期発見、早期治療が重要です。

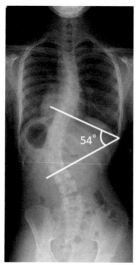
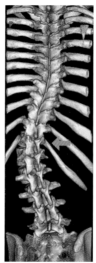

◀**図2　脊柱側弯症のレントゲン写真と3次元CT画像**

左：脊柱側弯症の脊柱を後ろから見たレントゲン写真です。脊柱が曲がった状態が観察でき、最も大きく曲がっている部分はコブ角が54°となっています。

右：同じ患者さんの3次元CT画像です。側弯の部分に一致して、脊柱がねじれを伴っています（矢印）。

2 側弯症は生活習慣、スポーツ に影響を受けるのか

1 生活習慣と側弯症

　お子さんが側弯症と診断されたとき、通学に使う鞄は肩掛けとリュックのどちらがよいのか、スポーツを続けてよいのか悪いのか、布団とベッドのどちらで寝たほうがよいのか、など生活上の疑問を多く持たれると思います。今まで側弯症の最も大きな原因は遺伝子である、と考えられてきました。とはいえ、近年、生活習慣も原因の一つと考えられるようになっています。

　最近、東京都の女子中学生の協力を得て行った研究があります。その研究では通学鞄の種類（肩掛け、リュック）、鞄の重さ、楽器の演奏とその種類、勉強時間、寝る姿勢、睡眠時間、布団かベッドかなどは側弯症と関連がありませんでした。ただし、やせ型の女子に側弯症が多いことがわかりました。母親が側弯症である女子では、母親が側弯症でない女子に比較し、1.5倍側弯症が多かったのですが、これは側弯症に遺伝的要素が関与していることを裏付けています。

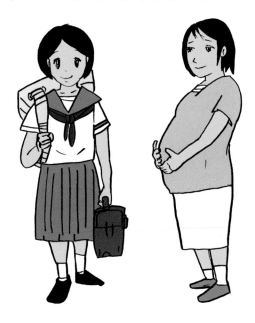

2 スポーツと側弯症

　スポーツは側弯症と関係があると考えられてきました。たとえば、プロのバレリーナでは一般人より側弯症が多いという海外の研究があります。そのほかにも、陸上選手、新体操の選手、幼児期の温水プールでの水泳などが側弯症と関係している、という研究があります。しかし、どれも研究方法に色々な問題があり、研究結果の解釈に疑わしい部分があることも事実です。さらに、スポーツ以外、日常生活に関する疑問に答えるような研究はなく、今後、さらなる研究が必要と考えられています。

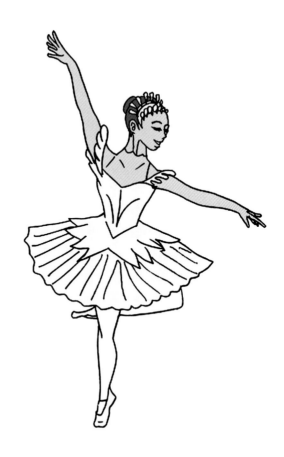

3 脊柱側弯症はどのような原因で起こるのか

　側弯症をはじめとする脊柱変形はさまざまな原因で起こります。脊柱側弯症は機能性側弯症（一時的な側弯状態）と構築性側弯症（真の病気としての側弯症）に大別され、原因によってさらに細かく分類されます（**表1**）。

Ⓐ 機能性側弯症

　脊柱以外の何らかの原因により一時的に生じた側弯症で、その原因が取り除かれれば側弯症が消失するものをいいます。弯曲が軽度の場合、仰向けに寝たり、側弯症を凸方向に体を曲げたりすることにより、比較的容易に矯正されます。レントゲン検査では側弯症を認めますが、背骨のねじれは小さく、個々の骨の変形もありません。姿勢によるもの、ヒステリーという精神的な病気によるもの、椎間板ヘルニアや腫瘍などに伴う痛みによるもの、虫垂炎などの炎症によるもの、脚の長さの差によるもの、股関節の動きが制限される状態によるもの、などがあります。たとえ機能性側弯症であっても、原因が取り除かれず長期にわたって側弯が持続すれば、構築性側弯症に移行する可能性があります。

▼表1　脊柱側弯症の分類

A. 機能性側弯症（一時的な側弯状態）

B. 構築性側弯症（真の病気としての側弯症）

1. 原因がわかっていない側弯症

1）特発性側弯症

　乳幼児期側弯症　学童期側弯症
　思春期側弯症

2. 原因である病気がわかっている側弯症

　1）先天性側弯症

　2）神経・筋原性側弯症

　3）神経線維腫症による側弯症

　4）間葉系疾患による側弯症

　5）その他の原因による側弯症

Ⓑ 構築性側弯症

　脊柱のねじれや背骨や椎間板の変形を伴った側弯症であり、簡単にまっすぐに戻らなくなった状態です。仰向けに寝たり、左右に体を曲げても側弯症が消失しません。このなかには、いまだ原因がわかっていない側弯症（特発性側弯症）と、原因である病気がわかっている側弯症とが含まれます。

1 原因がわかっていない側弯症

1）特発性側弯症

　側弯症を引き起こす可能性のある病気がないのに脊柱が曲がってくる側弯症で、側弯症全体の 80 〜 85％ を占めます。その原因はこれまで色々と調べられてきました。たとえば、骨や軟骨の異常、神経の異常、筋肉の異常、ホルモンの異常、などが報告されています。最近は、遺伝子に注目した研究が盛んに行われています **（遺伝については 7 章を参照）**。

　特発性側弯症は、発見された年齢により乳幼児期、学童期、思春期の3つに分けられていますが、最近は乳幼児期と学童期をあわせて早期発症側弯症とすることもあります。特発性側弯症の多くは思春期での発症です。

乳幼児期側弯症：0 〜 3 歳で発見され、男児に多くみられます。自然に治りやすいものが多く含まれますが、一部は著しく進行して装具療法や手術が必要になります。

学童期側弯症：4 〜 9 歳で発見され、低年齢では乳幼児期側弯症の特徴を、高年齢では思春期側弯症の特徴を持つようになります。乳幼児期側弯症と違って自然に治りやすいものは少なくなり、進行する例が多くみられます。

思春期側弯症：10 歳以降で発見され、多くは女子で身長が伸びる時期に一致して進行する例が多く、側弯症が一度進行すると自然に治ることはありません。

2 原因である病気がわかっている側弯症

この側弯症は構築性側弯症のうちの15〜20%前後を占めており、もとの病気があって、その結果側弯症が生じるものです。

1）先天性側弯症：背骨に生まれつきの形の異常があるために発症する側弯症です（図3）。レントゲン検査ではわかりにくい場合もあり、CT検査が必要となります。側弯のみならず、後弯または前弯変形を伴うことが多いのも特徴です。形態異常の種類によって進行のしやすさをある程度は予測できますが、予測と異なった進行をする場合もあります。さらに、泌尿器系や心臓をはじめとして、他の臓器にも異常がある場合が少なくありません。特発性側弯症より進行しやすくギプスや装具の効果も得られにくいため、手術が必要となる可能性が高くなります。

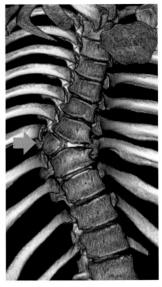

▲**図3　先天性側弯症患者さんの3次元CT画像**

半椎（矢印）という背骨の形態の異常が原因で側弯症（先天性側弯症）が生じているのがわかります。

2）神経・筋原性側弯症：さまざまな神経や筋肉の病気が原因で発症する側弯症です。神経性側弯症では脳性麻痺に伴う側弯が多くみられますが、脊髄の腫瘍、脊髄の損傷、なども原因となります。また、一見特発性側弯症に似た、脊髄空洞症（脊髄の中に水が貯まる病気）によって起こる側弯症では、左凸の胸椎側弯（特発性と逆カーブ）が多い, 感覚の障害や反射の異常が認められやすい、などの特徴があります。これらの病気が疑われればMRI検査が必要となります。一方、筋原性側弯症では、筋ジストロフィーという病気が代表的です。

3）神経線維腫症による側弯症：レックリングハウゼン病ともよばれ、ミルクコーヒー色の特有な色素斑（カフェ・オ・レ・スポット）、皮膚

の腫瘍（神経線維腫）、脇や脚の付け根のそばかす様の色素斑、骨の病変（頭や顔の骨、すねの骨（脛骨）などの欠損、脊柱の変形など）、などがあるか、ご両親に病気があるか（家族歴）、などにより診断されます（図4）。遺伝性の病気（常染色体優性遺伝）で、ご両親の一方がこの病気の場合、お子さんは50％の確率でこの病気になります。しかし、ご両親にこの病気がなくても遺伝子の突然変異で発症することも多く（この病気の半数以上）、頻度は3,000人に1人程度とされています。脊柱変形は、この病気の方のおよそ4分の1にみられ、変形は短く鋭く曲がりやすい特徴があります。また、後弯症を伴うことも多く、急速に進行して高度の変形に至ることが少なくありません。変形がひどくなる前に積極的に治療することが必要です。

4）間葉系疾患による側弯症：血管や結合組織の生まれつきの病気による側弯症で、マルファン症候群、エーラス・ダンロス症候群が代表的な病気です。

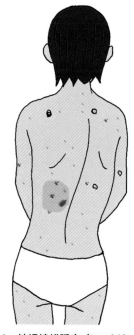

▲ **図4　神経線維腫症（レックリングハウゼン病）による側弯症**

皮膚の色素斑、神経線維腫を伴います。本症では側弯のみならず後弯も合併する後側弯症が多く、急速に進行しやすい特徴があり、変形が高度になると麻痺を発症することがあります。

　マルファン症候群は、全身の結合組織の異常による病気で、主な身体的特徴として、やせ型で高身長、長い四肢と長い指（クモ状指趾）、目の水晶体の亜脱臼、心臓や血管の病気（大動脈瘤など）、などがあります。胸の中心部がへこむ漏斗胸も高頻度で起こります。常染色体優性遺伝で、頻度は5,000人に1人程度とされています。側弯症発症の頻度は約60％と高く、特発性に比べると若年発症が多く、進行の速度も早いため、神経

線維腫症同様に積極的な治療が必要です。

　エーラス・ダンロス症候群は、コラーゲンの異常が原因で、皮膚、関節、血管などの結合組織が弱く、もろくなってしまう病気です。皮膚が傷つきやすい、関節が脱臼しやすい、内出血しやすい、などの特徴があります。さまざまなタイプに分類されており、タイプによって遺伝の形式も異なりますが、マルファン症候群と同程度の頻度があるとされています。側弯の頻度は50％以上との報告もあり、進行の速度が早い例や後弯を伴う例もあり、やはり積極的な治療が必要となります。

5）その他の原因による側弯症：リウマチ、小児期の腹部・背部腫瘍への放射線治療、やけどなどによるケロイド、いわゆる骨系統疾患、感染、くる病や骨形成不全などの代謝疾患、脊椎の腫瘍など、さまざまな原因によって脊柱変形が起こります。

4 側弯症の発生頻度は どのくらいか

　側弯症にはさまざまなタイプがありますが、その発生頻度は側弯症の種類や程度、性別、年齢により異なります。

1 側弯症の程度と発生頻度

　10°を超える側弯症は側弯症全体の2〜3%であり、20°以上で0.3〜0.5%、30°以上で0.1〜0.3%、40°以上は0.1%未満とされています。この傾向は日本でも海外でも大きな違いはありません（図5）。

2 側弯症の性別・年齢と発生頻度

　性別による違いでは、最も多い思春期特発性側弯症の発生頻度は女子が男子の5〜8倍多く、側弯症の程度が大きくなると女子の割合が増加します。3歳以下で発症する乳幼児期側弯症の発生頻度は男女比3：2と男子の割合が増え、4〜9歳で発症する学童期側弯症の発生頻度は1：2〜4で女子のほうが多いとされています。

3 側弯症のタイプと発生頻度

　側弯症のなかで最も多くを占める特発性側弯症は、側弯症全体の80〜85%を占めますが、10歳未満で発症する側弯症はそのなかの10〜20%とされています。

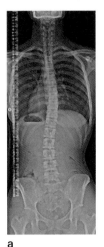 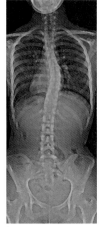 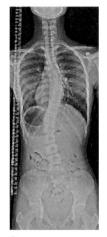 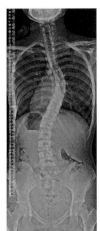

a   b   c   d

▲ 図5 　角度別のレントゲン写真

    a．コブ角 10 〜 20°

    b．コブ角 20 〜 30°

    c．コブ角 30 〜 40°

    d．コブ角 40°以上

5 脊柱側弯症は、いつ、どのくらい進行するのか

　脊柱側弯症では脊柱が曲がり始めても、はじめのうちは痛みなどの症状はありません。そのため本人も周囲も気が付かないまま見過ごしてしまうことが多く、いつ曲がり始めたのかを正確に知ることはとても難しいといえます。側弯症の治療を行っていくうえで重要なことは、診断されたときの側弯症の程度を把握すること、その後どのくらいの速度で側弯症が進んでいくかをしっかりと予測し適切な治療をすることといえます。側弯症の進行の仕方は、側弯症の種類によって大きく異なります。もし正確に自分の病気を知らなければ、ほとんど進行しないタイプの側弯症であるにもかかわらず、いたずらに心配することもありますし、逆に、進行に注意するべき時期に放置していたために、気が付いたら側弯症が進行してしまうこともあります。図6の患者さんは側弯症の角度が小さいために通院をやめてしまった結果、数年で手術も困難なほどに側弯症が進行してしまいました。まず、自分の側弯症がどの種類なのか、進行の恐れのある側弯症なのかを医師にしっかりと確かめてください。

　側弯症の程度は一般的にレントゲン写真の計測で評価します。脊柱を後ろから見て、上下の最も傾いている2ヵ所の背骨が作る角度（コブ角）を計測する方法が国際的に用いられています（図7）。側弯症検診などで脊柱が曲がっているといわれた人のうち、コブ角が10°以下の人のなかには最終的に治療を行わなくてもよい人もいます。その一方で、15〜20°を超えた人は、専門医による経過観察が必要です。寝た状態では上半身の体重がかからないため、側弯症が小さく写るので、レントゲン写真は必ず立った状態で撮影します。

　脊柱の弯曲の進行の仕方は、原因となる側弯症の種類によって以下のように大きく異なります。

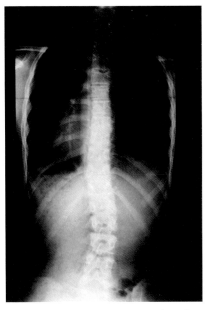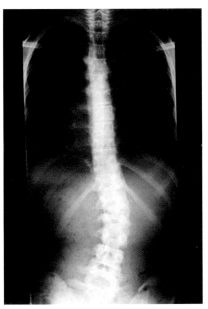

▲ 図6　特発性側弯症の放置例（女子）

　左の写真は9歳時。角度が小さいといわれたため通院をやめてしまいました。16歳になり、背中の変形が気になり受診しましたが、とても大きな変形が生じています（右）。

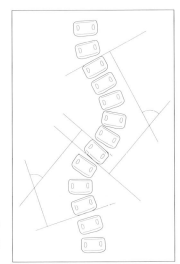

▶ 図7　レントゲン写真による側弯症の計測方法

　上下で最も傾いている2ヵ所の背骨が作る角度（コブ角）を計測する方法です。

1 特発性側弯症

特発性側弯症は、体の発育や成長が止まるまで進行し続ける傾向があります。このことから、発症年齢が若く、残っている成長期間が長いほど、進行する可能性が高いといえます。特に、10歳未満に発症する早期発症側弯症のなかには側弯症が急速に進行するものがあります。先にも述べたように、脊柱がいつから曲がり始めたかを正確に知ることは困難です。10歳以降に思春期特発性側弯症と診断された場合でも、実際の発症はもっと早い場合もあるため診察は注意深く続けていく必要があります。

一般的には、骨の成長が止まると側弯症が急速に進行することはなくなります。骨が成長し終わったかを判定する目安として以下のものが用いられます。

・年齢が 17 ～ 18 歳に達している
・女子では初潮後 2 ～ 2 年半が経過していること
・レントゲンで腸骨の骨端核が癒合していること（図 8）
・身長またはアームスパン（両手を水平に左右に広げたときの中指間距離）の伸びが、年間 1cm 以下

一方で、これらの目安を満たしていても、側弯症が進行することも少なくありません。中等度以上の側弯症（40°～ 55°）では、成人になっても 1 年に 1°～ 2°の割合で進行することがありますし、軽度の側弯症であっても腰椎にカーブがあるタイプでは骨

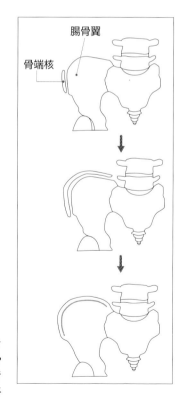

腸骨翼

骨端核

▶ 図8　骨の成熟度の指標
いわゆる腰骨（こしぼね）にあたる腸骨が指標になります。腸骨翼とよばれる部分に、骨成熟を表す骨端核が現れます。上の図では骨の発育が進行中ですが、下の図のように骨端核が癒合すると発育は終了しています。

の成長が止まった後でも進行する場合があります。また、女性では妊娠や出産を機に側弯症が進行することがあります。

　特発性側弯症に限ってまとめますと、①年齢が若い（目安は10歳以下）、②初潮前の発症（女子の場合）、③腸骨の骨端核癒合が未熟（骨が成長途上）、これらに当てはまる場合は医師とよく相談することをお勧めします。

2　先天性側弯症

　先天性側弯症は、「生まれたときから背骨に形の異常があるため生じる側弯症で急速に進行するもの」と、「ある程度の角度から進行しないもの」があります。一般的に、背骨の形の異常が複雑な場合や、異常のある背骨が複数存在する場合には急速に進行する傾向にあることがわかっています（図9）。

3　神経・筋原性側弯症

　神経や筋肉の病気に伴って起こる側弯症は、多くの場合で進行が早く、体の発育や成長が止まった後になっても進行する場合があります。

4　神経線維腫症（レックリングハウゼン病）による側弯症

　神経線維腫症による側弯症は、急速に進行することが多く、横方向の弯曲（側弯）だけではなくおじぎをする方向の弯曲（後弯）を伴うことがあります。このような脊柱変形は大人になってからも進行し、変形によって背骨の中の脊髄が圧迫されることによる麻痺を生じることがあるため、特に注意が必要です。

5　マルファン症候群による側弯症

　マルファン症候群に伴う側弯症も、急速に進行することがあります。この病気は生まれつき心臓や大血管の病気を合併していることが多く、側弯症の治療と同時にこれらの状態を十分に把握する必要があります。高身長でやせ型、高度の近視などがある場合にはこの病気の有無を調べる必要があります。

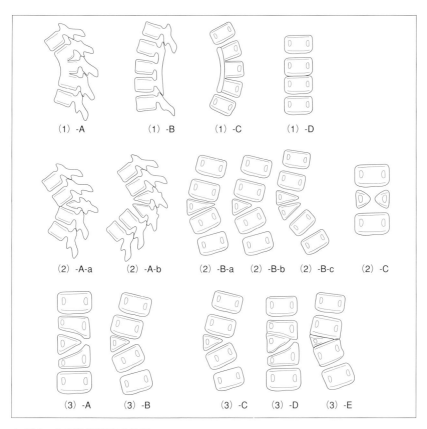

（1）-A	（1）-B	（1）-C	（1）-D

（2）-A-a	（2）-A-b	（2）-B-a	（2）-B-b	（2）-B-c	（2）-C

（3）-A	（3）-B	（3）-C	（3）-D	（3）-E

▲ **図9　先天性側弯症の分類**

（1）分節の異常。わかれるはずの背骨がくっついていることで生じる変形です。
　　（1）-C（片側癒合椎）は重度の側弯症に進行しやすいといわれています。

（2）形成の異常。四角い背骨が形成されないことで生じる変形です。（2）-A-a や
　　（2）-A-b による後弯変形は神経麻痺を引き起こす場合があり、注意が必要です。

（3）半椎に関する詳細。背骨が半分しかなく三角形になったもの（半椎）による側
　　弯症にもさまざまな種類があります。半椎のタイプにより側弯症の進行をある
　　程度予測できます。

6 エーラス・ダンロス症候群による側弯症

　エーラス・ダンロス症候群もマルファン症候群と同じく、生まれつきの結合組織の病気で、皮膚や関節がやわらかいなどの特徴があります。原因の遺伝子によって 13 の病型に分けられ、それぞれ側弯症の発症の年齢や程度が違いますので、専門の先生とよく相談する必要があります。

6 側弯症は身体にどのような影響を与えるか

　側弯症が身体に与える影響は、側弯の程度や部位、発症年齢、側弯の原因となっている病気の有無によって異なりますが、一般的に以下の症状が出現することがあります。

1 外見上の異常

　片方の背部や腰部の突出、肩の高さの左右差、脇線部分の輪郭（ウエストライン）の左右非対称性、などがみられます。また背部の変形だけではなく、胸部では肋骨の突出、乳房の形の左右差、胸の中央部がへこんでいる漏斗胸などの変形が起こることもあります。また一部の側弯症では、体幹バランスが著しく悪化することにより、立位や坐位の姿勢を維持することが難しくなる場合もあります。

2 心理的負担、ストレス

　最も頻度の高い特発性側弯症は思春期の女子に多く、外見上の変形が大きな心理的ストレスを引き起こす原因となることがあります。具体例としては体育での着替えができない、プールや海で水着になれない、薄着ができないので夏が嫌い、好きな服が着られないなど、人によってさまざまな悩みがあります。そのため自分に対する自信が持てない状態になる患者さんもいます。

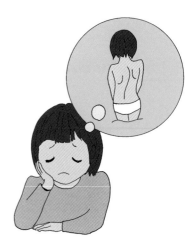

3 痛み

　側弯症では変形のある背中や腰に痛みやこりが出現することがあります。これらの

症状は小児期では強くありませんが、成人以降で年齢を重ねるほど、曲がりの程度が大きいほど、痛みやこりの出現の頻度が高くなる傾向があります。また腰椎に側弯症がある場合、将来的に腰痛が出現する頻度は年齢による変化も加わり、その他の部位に生じた側弯症よりも高くなります。

4 神経症状

脊柱の中には脊髄が通っているので、曲がりが強くなると脊髄に影響を与える可能性があります。最も頻度の高い特発性側弯症では脊髄への影響はまれです。一方、先天性側弯・後弯症や神経線維腫症などの局所で鋭角に曲がったタイプの側弯変形では脊髄が障害され、脊髄麻痺（下肢の運動や感覚の異常、排泄障害など）を生じる可能性があります。また側弯症のなかには、脊髄から発生した腫瘍や脊髄空洞症などの病気が隠れていることがあり、その場合は脊髄の障害が出現してくる可能性があります。

5 呼吸器症状

曲がりが軽度であれば呼吸機能障害を起こすことはほとんどありません。しかし、進行すると、肺や心臓を包んでいる胸郭が変形し、肺活量の減少やときに気道が狭くなることによる息切れや呼吸困難を感じるようになります。また重度の側弯症では心臓の機能にも悪影響を与えます。したがって曲がりが強くなる前に早期発見・治療を行うことが呼吸機能障害を防ぐうえで重要です。

6 消化器症状

特発性側弯症では消化器症状の頻度は高くありませんが、脊柱のねじれと動脈の位置が変わることにより、十二指腸で通過障害が起こることがあります。この状態になると吐き気や嘔吐が引き起こされ十分な食事がとれなくなります。神経や筋肉の病気に伴う側弯・後弯症では高度な曲がりとなることが多く、腹部の体積が減少することにより消化管が行き場を失い、食道逆流現象や便秘が起こりやすくなります。また横隔膜が押し上げられることにより、呼吸器機能にも影響を及ぼします。

7 側弯症は遺伝するか

1 側弯症と遺伝の関係

　側弯症が遺伝するかどうかを心配するお子さんや保護者の方はたくさんおられます。思春期特発性側弯症の原因の一部は、遺伝すると考えられています。たとえば双子のうちの一人に側弯症が見つかった家系を調べると、一卵性双生児では二卵性双生児に比べて、もう一人にも側弯症が多く発生することがわかっており、側弯の発生に遺伝が関係する証拠と考えられています。さらに、一卵性双生児の2人に生じた側弯症の多くは、ほぼ同じ部位に生じ、同じように進行します。近年、側弯症に対する遺伝子研究が盛んに行われており、その内容が少しずつわかってきました。思春期特発性側弯症の発症や進行には、複数の遺伝子が関係していると考えられています。これまでに発症に関係していると思われる5つの遺伝子、進行に関係していると思われる1つの遺伝子が発見されました。また、背骨に生まれつき形の異常がある先天性側弯症では、約10%が特定の遺伝子が原因で発症することも明らかになりました。このような理由から、保護者が側弯症の場合はお子さんの背中を、お子さんが側弯症と診断された場合には兄弟姉妹の背中を、念のため専門医に調べてもらうほうが安全と思われます。

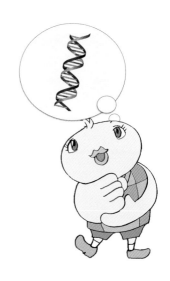

2 側弯症を合併しやすい病気

　特発性側弯症と先天性側弯症以外にも、側弯症を合併しやすい全身の病気があります。たとえば神経線維腫症（レックリングハウゼン病）、マルファン症候群、エーラス・ダンロス症候群などの病気は、いずれも遺伝しやすい病気で、しかも側弯症を合併しやすいことがわかっています。これらの病気をお持ちの方は側弯症が子孫に遺伝する可能性があることを気に留めておく必要があると思われます。

8 側弯症を早期に発見するには どのようにすればよいか

　側弯症の発生を予防することは、現代の医学ではできません。側弯症には、先天性側弯症のように生まれつき曲がりがある場合もありますが、最も発生頻度の多い特発性側弯症は就学期以降に発症します。

　特発性側弯症で特に注意しなければならない年齢は、初潮前後の小学校4年生（10歳）から中学校3年生（15歳）までの期間です。

　この時期には、1クラスに1～2人は、側弯症の疑いがあるお子さんがいると考えられ、特に女の子には注意が必要です。

　学校では側弯症を発見するための検診が実施されています。内科検診や、ほかの病気で医療機関を受診し、胸部や腹部のレントゲン写真で指摘されることもありますが、偶然に頼ることは発見を遅らせることになり危険です。

　最も大切なことは側弯症をなるべく早期に発見し、きちんと経過を観察し、進行する前に正しく適切な治療を始めることです。つまり年齢を問わず、常に子どもの脊柱の発育に注意することが大切なのです。

　とはいえ、どのように注意を払うのかわからないという声をよく聞きますが、ご家庭でも、とても簡単な方法で側弯症の疑いのあるお子さんを見つける方法があります。

　おさらいです。側弯症とは脊柱が側方に曲がってねじれる病気ですから、身体（特に体幹）が程度の差こそあれ左右非対称となります。

　そこに着目した次の4つの項目で側弯症を見つけることができます。

　1．前屈検査：最も有効な方法で、運動器学校検診で用いられています。

　1）子どもを上半身裸か、もしくは女子は背中観察ができる着衣だけにして観察することをお勧めいたします（入浴中、入浴後がいい機会と思います）。

　2）子どもに、両方の手のひらを合わせ肩の力をぬいて両腕を自然に前

に垂らし膝を伸ばした
まま、ゆっくりとおじ
ぎをさせます。このと
き背中を図10のよう
に猫のように丸めなが
らおじぎしてもらうこ
とがコツです。

3) 観察者は椅子に
腰かけて、あるいは中
腰になって子どもの正
面あるいは背面に位置
して、目線を低くして
ちょうどおじぎをした
子どもの背中の高さに
合わせます。

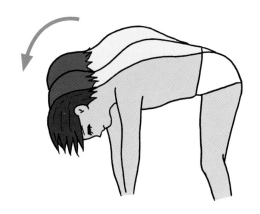

▲ 図 10　前屈検査
両方の手のひらを合わせ、肩の力をぬいて両腕を自
然に前に垂らし、膝を伸ばしたままゆっくりとおじ
ぎをさせます。おじぎの程度が深くなっていくにし
たがって、肩周辺、背中、腰部の高さの左右差を順
次チェックします。普通は前から見ますが、必要に
応じて後ろからもチェックします。

4) 子どもが深くおじぎをするにしたがい、肩周辺、背中、腰部の順に
左右の高さに差があるかどうかを目で確認したり、場合によっては触りな
がら確かめてください。もしも、左右いずれかの背面が盛り上がり、高さ
に差が認められたら側弯症が強く疑われます。この盛り上がりは、側弯
症で背骨がねじれているために生じたもので、医学的には隆起（ハンプ、
hump）とよばれています（図11）。盛り上がりの程度をご家庭で判定す
るのは難しいかもしれませんが、スマートフォンなどに内蔵されているコ
ンパスアプリを利用すると、盛り上がりを角度として表示することができ
ます（図12）。水平から5°以上傾いているときは、側弯症の疑いが強く
なります。

前屈検査に続いて、まっすぐに立った状態で以下の3点の観察をしま
しょう（図13）。

2. 脇線部分の輪郭（ウエストライン）に左右非対称があるか

3. 肩の高さに左右差があるか

4. 肩甲骨の高さと突出の程度に左右差があるか

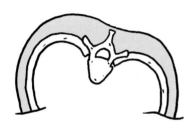

▲図 11　肋骨隆起の模型図

　背骨がねじれたことにより肋骨が突出した状態を見たものです。ほとんどの側弯は背骨のねじれを伴いますので、肋骨隆起がみられます。しかし、テニスなどにより片方の背筋が発達して肋骨隆起のように見える場合がありますので、注意が必要です。側弯を伴わない背骨のねじれもありますので、肋骨隆起があっても側弯ではない場合があります。

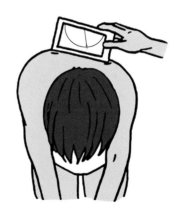

▲図 12　肋骨隆起の角度測定

　前屈検査で側弯症による背中のもりあがり（肋骨隆起）がみられます。高くなっているほう（図では右側）が側弯の凸側です。前屈時の背面傾斜角が 5°以上のときは、側弯症の疑いが強くなります。

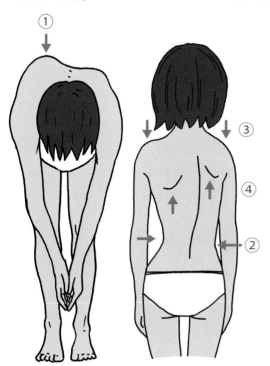

◀図 13
側弯症検診に重要な 4 つのチェックポイント

① 前屈検査における、肋骨隆起（リブハンプ）、腰部隆起（ランバーハンプ）があるか

② 脇線部分の輪郭（ウエストライン）に左右非対称があるか

③ 肩の高さに左右差があるか

④ 肩甲骨の高さと突出の程度に左右差があるか

このほか日常生活のなかでも側弯症に気付くチャンスはたくさんあります。

　たとえば毎朝歯みがきや洗顔の際に、鏡に映った自分の姿を見て、肩の高さの違いに気付く（図14）、一緒に入浴したときに背中を流していて気付く、服を新調する際に両肩や背中がきちんと合わなかったりスカートの丈が左右で違っているなどです。

　このようにして、側弯症ではないかと思った場合、どうすればよいのでしょうか？

　側弯症の有無を正確に判定するためには、最終的にはレントゲン写真を元にした医師の診断が必要となります。医療機関を受診し脊柱のレントゲン検査を受けましょう。

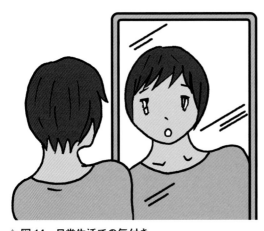

▲ 図14　日常生活での気付き
鏡に映った自分の姿から肩の高さの左右差に気付くこともあります。

9 運動器学校検診における側弯症について

1 はじめに

脊柱側弯症はできるだけ早く発見し、必要な場合は適切に治療を始めることが大切です。そのため学校検診での早期発見の重要性がますます高まっています。

2 側弯症学校検診の歴史

わが国における側弯症学校検診は、1978年の学校保健法施行規則の一部改正による法制化によって導入されました。しかし実際の活動は、各地区の教育委員会に一任されましたため、対象学年、検診方法、検診担当者は地域ごとでまちまちでした。その後、2008年に学校保健安全法が従来の学校保健法に替わって交付され、脊柱胸郭検診は小学1年から高校3年まで毎年実施するように変更がなされました。そして2014年の学校保健安全法の一部改正によって運動器等に関する検査が必須項目に追加されました。これを契機に2016年から運動器学校検診が開始されました。そのなかの脊柱の評価に側弯症検診も組み込まれましたので脊柱側弯症に特化した従来の側弯症学校検診は原則中止されました。

3 運動器学校検診について

運動器学校検診では、まず保護者がお子さんの運動器（背骨、四肢）について評価を行い、その結果を保健調査票に記入していただきます。その後、改めて学校で学校医による視触診が実施され総合判定がなされます。「経過観察・簡易指導」であればそこで終了となります。「整形外科への受診要」と判定されれば、整形外科専門医による診察、指導、治療を受けるようにとの勧告がなされます（**図15　運動器についての保健調査票**）。

4 運動器学校検診後の対応

　「整形外科への受診要」と判定されたお子さんが整形外科専門医を受診されると、診察ののちレントゲン検査が行われます。原則、画像上の計測でコブ角が 10° 未満であれば問題ありませんが、それ以上であると、何らかの対応が必要になります。お子さんの成長段階にもよりますが、一般にコブ角が 25° 以上で装具療法、45° 以上で手術療法の適応となります。なお、脊柱側弯症が、ほかの疾患の一症状の可能性もありますので、必要に応じ、適宜、MRI などでの精密検査が実施されます。

5 最後に

　側弯症は成長の間はいつでも発症しうる疾患です。成長が継続している間はたとえ一度の検診で異常がなくても安心できません。毎年、きちんと検診を受けることはもとより検診以外でも、ご家庭での入浴や着替えのタイミングでときどきお子さんの姿勢や背部の状態をチェックすることが理想ですし、もし気になる変化があれば整形外科専門医の受診をお勧めします。

運動器（脊柱・胸郭，四肢，骨・関節）についての保健調査票

学校名	学年 組 出席番号	氏名（フリガナ）	性別	生年月日
学校	年　　組　　番	（　　　　　　）	□男 □女	平成　　年　　月　　日生

次の質問のあてはまる項目に☑印をつけてください。（↓保護者記入欄）　　記入日 平成　　年　　月　　日

I．現在，どんな運動部活動やスポーツ少年団各種教室・クラブなどに入っていますか？ （例：小3よりサッカースクール，小1よりバレエ）	□入っていない □入っている （　　　　　　　　　　　　　　　　）
II．以前や現在，病院などで治療または経過観察を受けていますか？（例：10歳の時，右膝半月板手術）	□なし □ある（　　　　　　　　　　　　　　　）

III．背骨についてあてはまる□にチェックしてください。（↓保護者記入欄）	学校医記入欄（事後措置）
1．背骨が曲がっている。 ①②④ 図	□①肩の高さに左右差がある □②ウエストラインに左右差がある □③肩甲骨の位置に左右差がある □④前屈した背面の高さに左右差があり，肩肋骨隆起もしくは腰部隆起がみられる （※このチェックが最も重要です） □⑤①〜④はない	（全員に直接検診します） □①異常なし □②経過観察・簡易指導＊ □③整形外科への受診要

IV．腰と四肢についてあてはめる □にチェックしてください。（↓保護者記入欄）	（支障があれば，直接検診します）
1．腰を曲げたり反らしたりすると痛みがある。 図（屈曲 曲げる／伸展 反らす）	□①曲げたら痛い（いつ頃から：　　　　） □②反らしたら痛い（いつ頃から：　　　） □③曲げても反らしても痛くない	□①経過観察・簡易指導＊ □②整形外科への受診要
2．腕（うで）、脚（あし）を動かすと痛みがある。 （右の図に、痛い部位に○をつけてください。）	□①痛みがある （いつ頃から：　　　） □②痛みがない	□①経過観察・簡易指導＊ □②整形外科への受診要
3．腕、脚の動きに悪いところがある （右の図に、動きが悪い部位に×をつけてください。）	□①動きが悪い （いつ頃から：　　　） □②動きは悪くない	□①経過観察・簡易指導＊ □②整形外科への受診要
4．片脚立ちが5秒以上できない。	□①5秒以上できない □②できる	□①経過観察・簡易指導＊ □②整形外科への受診要
5．しゃがみこみができない。 （足のうらを全部床につけて完全に）	□①しゃがめない □②しゃがめる	□①経過観察・簡易指導＊ □②整形外科への受診要

学校記載欄（養護教諭など） 学校での様子や運動・スポーツ活動での気付いたことなどがあれば記載する ……………………………………… ………………………………………	総合判定　　　　　学校医名 ＿＿＿＿＿＿＿＿＿＿ □①経過観察・簡易指導＊（＊親子のための運動器相談サイト参照） □②整形外科への受診要 備考（学校医記載欄）

▲図15　運動器についての保健調査票

（公益財団法人 運動器の健康・日本協会のホームページより、許諾を得て転載）

10 側弯症の治療はどのように行われるか

　側弯症は原因がまだ明らかではないので根本的な治療はありません。以前、整体やマッサージなどの治療も行われたことがありますが、有効性を証明できる治療法ではありません。現在、根拠に基づく医療という点で有効な治療法は、装具療法と手術療法の２つになります。一般的に側弯症の曲がりの大きさや実際の年齢と骨年齢、初潮の有無、身長の伸びなどを検討して、経過観察、装具療法、手術療法を選択していきます。

1 経過観察（レントゲン定期検査）

　成長期に側弯症がコブ角 25°未満の軽度の曲がりの場合は３〜６ヵ月に一度、レントゲン検査と整形外科専門医による診察を受けることが大切です。軽度の側弯症には進行するものと進行しないものがありますが、進行を予測する検査がないため、曲がりが小さい、あるいは症状がないからといって放置しておくと知らないうちに曲がりが進行していることもあります。経過観察中に曲がりが進行した場合は装具療法に移行します。コブ角 20°〜 24°以下の軽い曲がりでも、10 歳未満で成長とともに側弯症進行の危険性が心配される場合は、早めに装具療法を行うこともありますので、病院を定期受診し、専門医の意見をよく聞いてください。

2 装具療法

　一般的にコブ角が 25°〜 45°程度の中等度の側弯症の場合は、曲がりの矯正と進行防止のために装具療法を行います。特に初潮がまだない、骨年齢が未熟で身長の伸びが大きい場合には、早めの装具開始が必要になります（コブ角 20°〜 24°以下）。曲がりのタイプによって装具の大きさが異なります。曲がりが胸椎の上にある場合は、頚椎から腰仙椎までの長い装具（いわゆるミルウォーキー装具）を考える必要がありますが（図 16）、

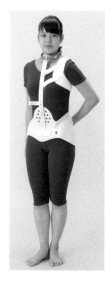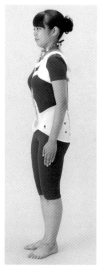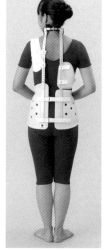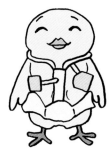

▲ 図16　ミルウォーキー装具（永野義肢株式会社 提供）
　ミルウォーキー装具は側弯の矯正に非常に有効です。しかし、
首の部分が服の上から見えるなど、思春期のお子さんには問
題が多いことから、現在では特殊な側弯に用いられています。

患者さんの負担が大きいため、最近は少なくなっています。しかし、どう
してもこの装具でなければ治療ができない場合もあります。装具療法を続
けるためには、本人に加え、家族や学校関係者など周囲の方々の理解と協
力が重要です。
　その他の側弯の場合は、わきの下のアンダーアーム装具（図17）など
を使用します。装具療法は側弯症の弯曲の頂点をパッドで押さえ、その上
の脊椎の立ち直り反射を利用して側弯症を矯正しますので、装具が完成
したときは専門医の確認が必要になります。装具の不具合があれば適宜
修正も可能です。
　装具をつける時間は運動や入浴を除き、できるだけ長いほうが効果が
あるといわれています。海外の研究では装具療法の効果を得るためには1
日18時間以上の装着が必要と報告されています。お子さんはすぐに装具
に慣れるので生活にも支障がないことが大半です。なかには長時間の装

▶ 図17 アンダーアーム装具
　　　（ACブレース）（永野
　　　義肢株式会社 提供）

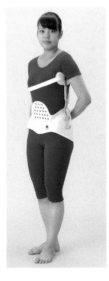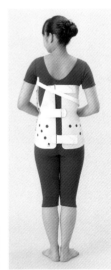

アンダーアーム装具は、現在、
側弯矯正に主に用いられてい
る装具です。少し緩めの服を
着れば、外観ではほとんど目
立ちません。

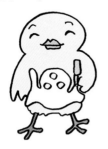

具装着が難しい患者さんもいらっしゃいますので、夜間装具など時間を区
切った装着から開始し、徐々に装着時間を長くする場合もあります。体育
や部活動などは、側弯症の程度など患者さんによって装着方法が多少異
なりますので、専門医とよく相談してください。装具をつけたままの運動
は矯正位保持のためにも、装具装着による筋肉の萎縮を防ぐためにも重要
です。日常生活に特別な制限はなく、できるだけ活発な生活を勧めています。
　成長が止まり骨が成熟して側弯症の進行もなければ、徐々に装具をつ
けない時間を延ばし、最終的に装具療法を終了します。装具療法終了の
時期は、17〜18歳頃になりますが、それまで医師の指示をよく守り、自
己判断で装具療法をやめず、できるだけ継続することが大切です。治療
効果を得るためには、患者さんもご家族も、医師とともに辛抱強く取り組
まなければなりません。
　特発性側弯症のお子さんが、装具を正しく装着すれば、多くの場合、曲
がりの進行を止めること（進行防止）ができます。装具療法終了の時点で
曲がりの程度が治療開始時とほぼ同じであれば、装具療法は成功したと
考えられます。側弯症が少し改善する場合もあります。装具療法をきちん

と行っていたにもかかわらず、側弯症が進行した場合には、手術が必要になることがありますが、装具療法を行うことで手術の割合を減らすことができます。装具療法によって側弯症の進行を止められるかどうかは、その側弯症の原因（特発性側弯症のなかにはさまざまな原因があると予測されています）の違いによると考えられます。

3 手術療法

　側弯症を矯正できる唯一の方法は手術です。手術の大きな目的は側弯症の進行防止と曲がりの矯正です。そのほか腰痛や背部痛を少なくすること、呼吸機能の悪化予防と改善、神経症状（麻痺）の発生予防と改善、美容上の問題改善などが手術の目的として挙げられます。

1）手術のタイミングは？

　手術を勧める側弯症の角度は、一般的にコブ角45°前後といわれていますが、これは患者さんの年齢や病気、症状、側弯症のタイプなどによっても異なりますので一概には言えません。これまでの研究によれば、10〜12歳でコブ角60°を超えた側弯症は100％進行すると考えられること、コブ角40°以上に達してしまった側弯症は成人になってもゆっくり進行すること、などの自然経過の報告があります。手術療法を決めるときには、専門医から手術の利点と問題点を詳しく聞き、十分な理解のもとに結論を出す必要があります。

2）手術方法は？

　手術方法は患者さんの年齢によっても異なります。10歳までのお子さんが側弯症を発症した場合、手術では成長温存手術であるgrowing rod法*が主流で、およそ6ヵ月ごとにロッド（金属棒）を延長する手術を繰り返し行うことで曲がりを矯正しながら成長を促し、ある程度身長が伸び成長が落ち着いたところで最終的に脊椎固定術を行います。最近では

---

*growing rod法：脊椎固定を曲がりの上下部分に実施し、それらをロッドで連結し、脊椎の伸長に合わせて定期的にロッドを延長し変形矯正を維持する方法

growing rod 法以外にも Shilla 法^{**}や VEPTR^{***}という手術方法もあり、側弯症の特徴を考慮し、最適な方法を検討します。しかしこれらの手術には合併症も多く、5 歳になるまではできるだけギプス治療などを行いながら、手術を回避することも選択肢になります。10 歳以降に発症する側弯症では、ある程度、成長しているため、装具療法の効果がなく側弯症が進行する場合に手術を行います。手術の多くは矯正固定術で、背中から行う方法（後方法）と身体の横から行う方法（前方法）の 2 種類があり、患者さんの年齢、側弯症の部位、曲がりの大きさや側弯症のタイプなどによってこれらのいずれか、あるいは両方の手術が行われます。高度な側弯症に対しては、手術時の矯正が難しく手術の危険性も増すため、より安全に矯正できるよう手術前に頭にハローリングをつけて、重力を利用して脊柱を引っ張る頭蓋—重力牽引を行う場合もあります（図 18）。

3）手術の内容は？

　後方法では、背骨の後方部分の椎弓や、椎弓根、背骨の横に出た突起（横突起）といった骨の部分に、金属製のフック、スクリュー、ワイヤーやケーブル等の部品（インプラント）をとりつけます。そこに径 5 〜 6mm のロッド（金属棒）をとりつけ、インプラントの間に伸ばす、縮める、回転する、引き出すなどの操作を加えて曲がりを矯正します。インプラントを使って曲がりを矯正固定したのち、脊椎・骨盤などの骨を移植します。骨移植により、良好に矯正した位置で脊柱の骨が癒合し固まって、金属に頼らないでよい状態になります。現在使用する金属にはステンレスとチタン合金とコバルトクロム合金があり、医師が患者さんの状態に応じて使い分けています（図 19）。

　前方法は、脊柱の前方に行う手術で、その目的から 2 つのタイプに大きく分けることができます。一つは、高度な曲がりで、より矯正をしやす

---

^{**}Shilla法：頂椎部に固定用スクリューを、そしてその上下部分にスライディングするように工夫したスクリューを設置し、それらをロッドで連結することで、脊椎の成長を許容したまま変形矯正を維持する方法

^{***}VEPTR：肋骨-肋骨、肋骨-骨盤に延伸可能なインプラントを設置し、脊椎の伸長に合わせて定期的にインプラントを延長し変形矯正を維持する方法

くするために椎間板を切除して各脊椎の連結を切り離す前方解離で、後方法と組み合わせて行います。もう一つは、椎間板を切除したのち、数本のスクリューを背骨の横から刺して金属棒（ロッド）で連結します。スクリュー間を縮める、回転させるなどの操作を加えて曲がりの矯正を行います。この場合も肋骨などを移植骨に使用して骨癒合をはかります（図20）。

4）手術ではどのくらい矯正できる？

手術による矯正の程度は、曲がりの程度や年齢によって異なり、一般的に、曲がりが大きく年齢が高いと手術後に残る角度も大きく矯正率が低下します。また広範囲を固定すればよりまっすぐに矯正できますが、インプラントで固定された手術範囲は動かないので、広範囲固定術後の脊柱の動きが制限され日常生活に支障をきたします。専門医は手術計画

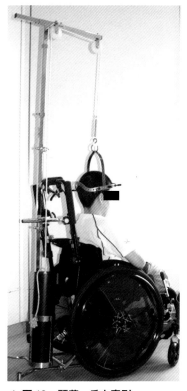

▲ 図18　頭蓋 – 重力牽引
（ハロー牽引）

ハローリングを頭に固定し牽引して、手術前に側弯の緩やかな矯正を行うことがあります。

において、できるだけ手術（固定）範囲を少なくする検討を行いますが、その点でも、曲がりが進行して手術が必要な段階になった場合は、手術の時期を遅らせないほうがよいということになります。

5）手術の危険性

医療技術や医療機器が進歩・向上した現在でも、全身麻酔や手術に関する合併症をなくすことはできません。感染、神経の麻痺、出血、呼吸器の問題など、さまざまな合併症を生じる危険性があり、その頻度は数％と

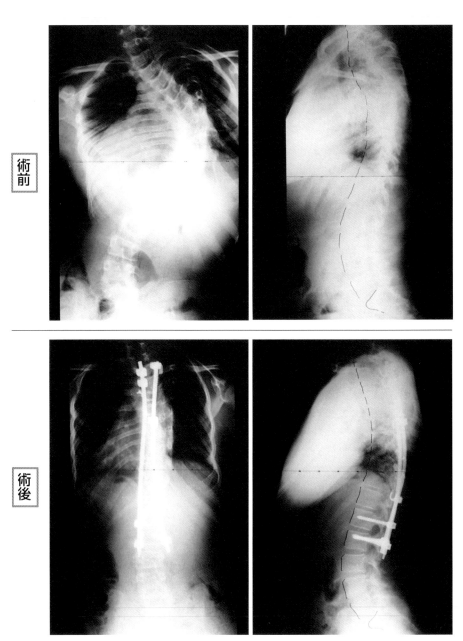

術前

術後

▲ 図19　後方法による側弯矯正手術
　固定範囲は良好に矯正され、手術をしていない腰の脊柱もまっすぐになっています。

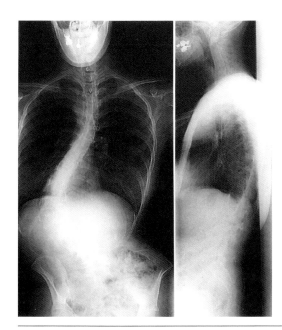

術前

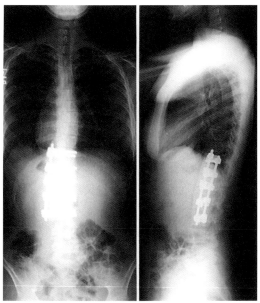

術後

▲**図20 前方法による側弯矯正手術**
　重度の側弯症ですが、よく矯正され、腰椎（腰骨）に
必要な前弯が得られました。

されています。なかでも、神経の麻痺は最も避けるべき合併症です。そのため、手術中に脚の麻痺が起こっていないか、特殊な麻酔方法を利用することや脊髄モニタリングという機械を使用して確認を行い、安全性を高めています（図21）。そのほかにも合併症の可能性はさまざまあり、現在ではそれぞれに対し適切な予防や対処も行われ、手術療法の安全性も向上しています。これらの危険性の程度は、患者さんの側弯症の程度や全身状態にも大きく左右されます。

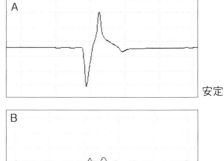

安定

悪化

▲ 図21　術中脊髄モニタリング波形
手足の筋肉から、心電図のような波形を手術中に確認して、手術中に神経の麻痺が起こっていないことを確認できます（A）。もし波形が小さくなった場合は（B）、手術中に神経が弱ったことを疑われるため、手術中に対処することができます。

6）手術後について

　手術後は矯正した脊柱が再び曲がったりインプラントが緩まないように、体幹装具を装着したり運動を禁止して骨が癒合することを待ちます。この期間は、多くの患者さんで手術後6ヵ月前後ですが、その後は装具を外して運動も許可でき、日常生活でも支障がなくなります。ただし固定部に大きな負担がかからないように日常生活で注意しておくことが必要であり、手術後も病院を受診し、定期的に手術後の状態を確認していくことが重要です。

11 早期発症側弯症とは

　10歳までのお子さんが側弯症と診断された場合を早期発症側弯症とよびます。発症年齢（診断されたとき）を基準としていますので、側弯症の種類（特発性、先天性、神経・筋原性、症候群性）は問いません。

　脊柱と肋骨が作るかご（胸郭）は肺の入れ物です。大人の側弯症が進行すると、すでに今ある肺を含めた内臓が圧迫されることが問題となりますが、10歳までのお子さんの場合は、今から大きくならなければならない胸郭と肺の成長（発達）を妨げます。小児期に成長できなかった肺は、大人になってからでは成長できません。そのため未就学児のお子さんであっても、肺の発育環境を正常に近づけるためには、手術療法を必要とする場合があります。

1 年齢で区別する理由

　なぜ年齢だけで区別するかというと"側弯症の原因"より"胸郭や肺が成長できない状態"のほうを心配しなければならないからです。この正常な肺の発育が期待できない状態を"胸郭不全症候群"といいます。たとえば4歳で元気に走り回ることができるお子さんでも、そのままの肺の大きさで10歳に成長したらどうでしょうか。歩くことでさえ息切れをするようになるかもしれません。このように現在は問題なくとも、胸郭の発育が滞ると近い将来において取り返しのつかない問題が生じるかもしれません。このことを予測して将来にわたる治療計画を立てる必要があります。

　特発性側弯症の一部では早期発症から年月を経て脊柱の曲がりが自然に改善する場合もあります。しかし一般的に早期発症側弯症は成長とともに急速に進行し、放置された10歳以降のお子さんでは治療が困難になることがあります。

2 早期発症側弯症の治療

　治療は変形の進行がひどくなければ外来での定期通院で経過観察だけのこともあり、ギプスや装具療法、牽引療法のほかに手術療法が挙げられます。手術療法にはさまざまな方法がありますが、脊椎矯正手術では脊椎の成長を部分的に止めてしまうため、何歳でどのような手術に踏み切るかということに対しては非常に慎重な判断を要します。多くのケースで成長に伴って複数回手術を要しますが、側弯症のタイプによっては早い段階であれば小さい手術1回で済む場合もあります。

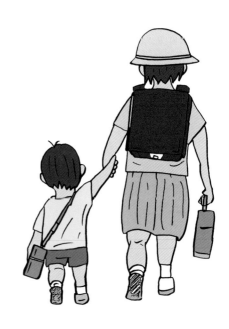

12 大人の側弯症とは

1 大人の側弯症とは

　以前は、側弯症診療の対象となるのは主にお子さんでしたが、最近は大人の側弯症の治療に対する関心が高まってきています（図22）。子どもの軽度の側弯症では、成長期が終わると急速に進行することはあまりありませんが、コブ角40°〜55°以上の程度の強い側弯症の場合、成長が終わってもゆっくり進行することがあり、大人の側弯症の原因の一つとなります。また、お子さんのときは側弯症がなくとも、中高年になって年をとったことやパーキンソン病などの神経疾患により、急速に進む側弯症もあります（図23）。

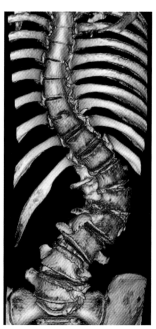

▶ **図22　大人の側弯症の3次元CT画像**
腰椎が曲がっており、骨の変形や癒合、すべりなどの加齢変化がみられます。

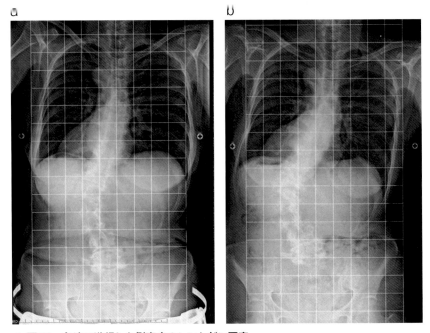

▲ 図 23　急速に進行した側弯症のレントゲン写真
　a. 64 歳時。b. 66 歳時。2 年間でコブ角が 46°から 62°と急速に進行しています。

2　大人の側弯症の症状

　側弯症が進むと、左右の肩の高さの差や片側の背中や腰の出っ張りが目立つようになります。子どもの側弯症では、痛みなどの症状があることはまれですが、大人の側弯症では、腰や背中の痛みを伴うことが多く、神経の圧迫により脚にもしびれや痛みを感じ、休み休みでないと歩けなくなります。また、側弯症が進行して体が傾いてくると、姿勢を保つために膝関節や股関節を曲げなければならなくなり、さらに背中や腰が痛くなります。これらの症状のために体の機能が徐々に低下していきます。

3 大人の側弯症の治療

　側弯症が進行しているかどうかを判断するため、医師による定期的な経過観察が必要です。筋力低下を防ぐために運動は重要であり、痛みなどの症状に対しては鎮痛薬などの薬物療法や注射（神経ブロック）などを行います。痛みの軽減を目的に装具療法を行うこともあります。また、骨が弱いと骨折を起こしやすくなるため、必要であれば骨粗鬆症の治療を行います。

　これらの治療であまり効果がなく、痛みや歩行障害などにより日常生活が制限される場合、手術療法を検討します。手術を行うかどうかは、年齢や側弯症の程度、症状の程度、基礎疾患や合併症の有無などを考慮に入れて総合的に判断します。

　手術は、神経の圧迫を取り除き、脊柱の変形を矯正して固定する目的で行います。大人の側弯症の手術は、通常の背骨の手術に比べると大きな手術であり、手術を2回以上に分けて行うことがあります。最近は手術法が大きく進歩し、以前より小さな負担で大きく矯正することが可能となりました（図24）。手術の結果、痛みが改善し歩行が楽になることもあります。しかし、手術による合併症のリスクも考えられます。また、骨が弱くて術後に背骨が骨折したり、手術をした範囲以外で曲がりが進行した場合など、再手術が必要となることもあります。これらの手術のメリットとデメリットを担当医とよく相談し、手術を行うべきかどうかを決めるべきです。

術前

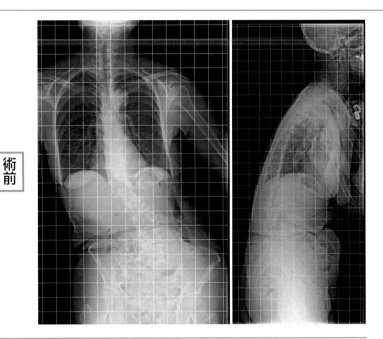

術後

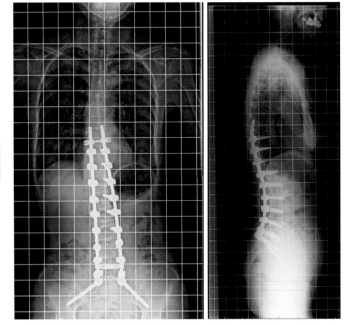

▲ **図24　術前後レントゲン写真**
　変形の矯正により、腰背部痛は軽減し、歩行がしやすくなりました。

13 側弯症以外の脊柱変形 ―特に後弯症について―

　脊柱変形は第1章でも述べましたが、正常な脊柱の形が失われた状態のことです。その代表的なものが側方への曲がりの側弯症ですが、そのほかにも背中が後ろに向かって異常に曲がっている後弯症（図25）（猫背とよばれることが多いでしょう）も比較的多い脊柱変形です。後弯症は以下の2つに分けられます。

・胸椎後弯の増大：胸椎部（背中）は正常でも緩やかに後方に弯曲していますがコブ角で約20°〜40°と言われています。この正常範囲を超えて角度が大きくなった場合を指します。
・腰椎、胸腰椎移行部（胸椎と腰椎の境界部）の後弯：本来であれば前弯である腰椎や正常であればほぼストレートな胸腰椎に後弯があるものです。

後弯症と側弯症が合併したものは後側弯症とよばれます。

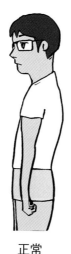

▶ **図25　後弯症**
後弯症では脊柱の後ろへの弯曲が
異常に大きくなっています。

正常　　　　　　後弯症

1 　後弯症の種類

1）機能性後弯症

　姿勢により後弯になっているもので、猫背（円背）とよばれるものです（図26）。姿勢を正すことで矯正されます。学童期には、脊柱を支える筋肉が未発達なため円背に見えるお子さんを見かけます（学童期円背）。この場合は寝かせたり、背中をまっすぐに正すことにより正常な形になります。このように矯正されることが機能性後弯症の特徴となります。

2）構築性後弯症

　仰向けに寝かせたり、背中を後ろから押したりしても異常な後弯がなくならないものを指します。以下のようなものがあります。

　　（1）若年性後弯症（ショイエルマン病）：思春期に現れる後弯症
　　　　　胸椎に生じるタイプと胸腰椎移行部に生じるタイプがあり、椎体に楔形の変形が生じます
　　（2）先天性後弯症：生まれつき背骨に形の異常があり後弯となるもの
　　（3）神経や筋肉の病気によるもの（変形が柔らかく、寝かせたりすると矯正されてしまうものもあります）

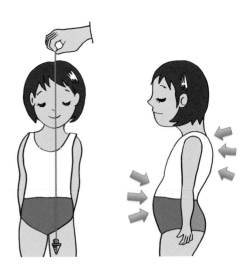

▶ **図26　機能性後弯症：猫背（円背）**
機能性後弯症では、胸椎後弯と腰椎前弯が増して腹部が出っ張って見えます。軽い側弯を伴うことがありますが、仰向けに寝た状態や、姿勢を正すと弯曲が消失します。

（4）二分脊椎、脊髄髄膜瘤（脊椎、脊髄に生まれつきの異常があり、下肢麻痺を伴う）によるもの

（5）外傷性：怪我により背骨が潰れたりして生じたもの

（6）脊柱の手術により生じたもの

（7）放射線治療後に生じたもの

（8）骨系統疾患（骨、軟骨などの異常により低身長など骨格に異常がみられるまれな病気）によるもの（軟骨形成不全症など）

（9）神経線維腫症によるもの

（10）腫瘍や結核などの感染により背骨が破壊されて生じたもの

（11）加齢性変化によるもの（本稿ではふれません）

2 後弯症の発生頻度

原因により発生頻度は異なりますが、調査結果のある若年性後弯症(ショイエルマン病)の発生頻度は 0.4 〜 10% 程で 10 歳〜 14 歳ぐらいが好発年齢です。先天性後弯症では多くの場合は側弯症も合併しています。

3 後弯症の症状と診断方法

胸椎の後弯で軽度のものは、背中が丸いなど外観上の問題が主ですが、胸椎後弯が大きくなると頚椎、腰椎の過前弯（大きい前弯）になるため、将来的に首や腰に問題が起こる可能性があります。

また、腰椎や胸腰椎部の後弯で痛みの発生頻度は高くなります。変形が大きくなると背部痛、腰痛も強くなり脊髄や馬尾にも障害が出てきます。脚がしびれる、力が入らないなどの下肢症状や排尿、排便にも影響する場合もあります。先天性後弯症や神経線維腫症(レックリングハウゼン病)、感染に伴うものは神経障害が生じやすく特に注意が必要です。また、後弯変形は側弯症と同様に成長期（思春期）に特に進行しますが、タイプ（原因）によっては、幼少期でも急に進行することもあるので、この点にも注意を払う必要があります。

診断方法としては、体を前屈させ観察すると通常は滑らかに丸くなる胸椎が一部（後弯部で）急に出っ張っているのでわかります。また、胸腰椎

移行部や腰椎では深く前屈させ観察するとわかります。直立した状態で横から観察しながら手を当ててみると後弯の出っ張りに触れます。

　また、胸腰椎移行部や腰椎後弯では就寝時の摩擦や椅子、衣服との接触で、その部位の皮膚が黒ずんでいることから診断できることもあります。

4　後弯症の治療

　機能性後弯症は姿勢性とも言えるので、家庭や学校で常に注意を促して「背筋を伸ばしているように」、「猫背にならないように」させることが大切です。また学童期円背は成長とともに自然と改善されることが多いですが、水泳などの運動を背筋の筋力アップのために行うことも重要です。

1）装具療法

　構築性後弯症の治療は、まずは装具（コルセット）が用いられます。後弯症の原因、程度により終日装着もしくは夜間に装着します。装具のタイプは、側弯症の治療と同様にミルウォーキー装具やアンダーアーム装具などが用いられます。後弯の生じた部位や程度により使い分けられます。装具療法は骨、脊柱が成長する成長期にしか効果はありません。矯正効果は良好ですが、先天性後弯症には効果は少ないようです。ただし、次に述べる手術療法に向けて進行を遅くする意味はあります。

2）手術療法

　装具療法で効果がない場合、また後弯が高度で装具療法では対応できないと判断されると手術を考える段階です。手術の適応は、外観上非常に変形が強く美容上問題があるもの、神経麻痺のあるもの（麻痺が起こりそうなもの）、後弯のため痛みが強く日常生活に支障をきたしているものです。手術は後弯の矯正と脊柱の固定が行われます。脊髄、馬尾の麻痺の原因を取り除き、脊柱を理想的な形に戻し固定して安定化させるのが目的です。そのために脊柱の前方、後方、側方からの手術が必要に応じて使い分けられます。手術の前には牽引を併用する場合もあります。

側弯症とはどのような病気ですか？

脊柱が側方へ曲がり、そのうえ、ねじれも加わる病気です。
一時的な曲がりのものも少なくありませんが、曲がりの角度が 20°
以上になると注意が必要です。

 側弯症は感染しますか？

 感染しません。

 側弯症はどんな原因で起きるのでしょうか？

 原因のわかっているものと、わかっていないものがあります。
現在のところ、およそ次のように分類されています。

1．機能性側弯症（一時的な側弯状態）
不良姿勢、脚の長さに差があるために起こるもの、坐骨神経痛に
よる側弯など

2．構築性側弯症（真の病気としての側弯症）

1）特発性側弯症

　　（1）乳幼児期側弯症（0〜3歳に発見）

　　（2）学童期側弯症（4〜9歳に発見）

　　（3）思春期側弯症（10歳以降に発見）

2）先天性側弯症
3）神経・筋原性側弯症
4）神経線維腫症による側弯症
5）間葉系疾患による側弯症
6）その他の原因による側弯症

すべての側弯症のうち 80 〜 85% は、現在でも原因不明であり、それらは特発性側弯症に分類されます。最近では、10 歳以前に発症した側弯を早期発症側弯症とよぶことが増えています。

 好発年齢は何歳くらいですか？

 特発性側弯症は、思春期側弯症が最も多く、小学校高学年から中学校時代に発症することが多いと考えてください。

 神経系に異常を認めることがありますか？

 神経系に異常のある側弯症と、異常のない側弯症があります。特発性側弯症と診断された患者さんのなかには、キアリ奇形や脊髄空洞症を有する人が含まれていることが、MRI という検査法の発達によりわかってきました。
このような原因による側弯症は、正しくは、神経・筋原性側弯症に分類されます。

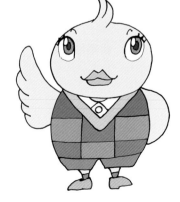

特発性側弯症は女性に多い疾患ですか？

 乳幼児期特発性側弯症の発生頻度は男女比３：２と男子の割合が高いですが、思春期特発性側弯症では女子の患者数が男子の５〜８倍多いとされています。

 側弯症にならないように予防する方法はありますか？

 原因が明らかとなっていないため、予防する方法はまだわかっていません。したがって早期発見が重要になります。このために側弯症検診が行われています。

 側弯症が自然治癒することがありますか？

 真の病気としての側弯症であれば、自然治癒することはありません。しかし、特発性側弯症のうち、乳幼児期に発症する側弯症は自然治癒することがあるとされています。

 鞄の重さや持ち方が側弯症の発生に関係ありますか？

 鞄の重さや、持ち方によって側弯症を発生させるのでは、と心配されますが、専門的立場からは関係がないといえます。

 姿勢に気をつければ側弯症の進行を防いだり、治したりすることができますか？

 一般的に姿勢に気をつけることは大切ですが、姿勢を正すことでは構築性側弯症（真の病気としての側弯症）の進行を防ぐことはできません。

カルシウムを充分に摂取すれば側弯症の発生を防止できますか？

 カルシウムを充分にとることは、骨の成長や、将来起きる可能性が
ある骨粗鬆症の予防のためには大切です。しかし、側弯症の発生
は防止できません。

 身体の成長が終わったあとも側弯症は進行しますか？

特殊な原因による側弯症（神経線維腫症、神経・筋原性側弯症な
ど）を除けば、一般に、成長が終了すれば側弯症は進行しません。
しかし、高度の弯曲がある場合は、成長終了後も少しずつ進行す
るとされています。

**側弯症が放置され曲がりが高度になると身体にどのような影響が
でますか？**

高度の側弯症では胸郭が著しく変形するため肺の機能が低下しま
す。その結果、肺や心臓に重大な合併症を引き起こすことにもなり
ます。

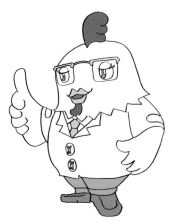

側弯症は遺伝しますか？

 はっきりとした遺伝様式はありません。
しかし、現在では多くの疾患に遺伝子の異常が関与していることが
わかってきています。側弯症においても、しばしば家族内発症を認
めることから何らかの遺伝子が重要な影響を及ぼしていると考えら
れています。今後、側弯症の発症や進行に関与する遺伝子が発見
される可能性はあります。

 側弯症を早期に発見するためにはどんな方法がありますか？

 次の4つの検査方法があります。
1. 前屈検査における、肋骨隆起、腰部隆起があるか調べる
2. 脇線部分の輪郭（ウエストライン）に左右非対称があるか調べる
3. 肩の高さに左右差があるか調べる
4. 肩甲骨の高さと突出の程度に左右差があるか調べる
このうち前屈検査がもっとも信頼性の高い方法です。
しかし、前屈検査で異常があるからといって、側弯症であるとは言
えず、その信頼性は80%といわれています。そのため正確な診断
にはレントゲン写真の撮影が必要です。

 特発性側弯症は運動療法だけで治りますか？

 運動療法が有効という客観的なデータは発表されていません。
徒手矯正、マッサージなども無効です。

側弯症を放置すると必ず曲がりが高度になりますか？

 必ずしもそうとは言えません。
側弯症の進行には個人差があります。
一般に、低年齢や骨成熟が未熟な段階で発見された側弯症や、発見当初からすでに高度な側弯症は、その後も進行しやすいとされています。

 治療法にはどのようなものがありますか？

 軽度側弯症（コブ角25°未満）の場合には医療機関で定期的に経過を観察して、進行を見逃さないようにします。
中等度側弯症（コブ角25°〜45°）の場合には、装具による矯正治療が行われます。
高度側弯症（コブ角45°以上）の場合には、手術療法が必要になります。

 装具療法はいつまですればよいのでしょうか？

 一般的には骨成長が終了するまでですが、骨成長の終了時期を判定することは、なかなか困難です。レントゲン写真や身長の伸びなどを参考にしながら、1日のなかで装具を外す時間を少しずつ延ばしていくのが一般的です。

Q 側弯症の手術には輸血が必要ですか？

A 輸血が必要である場合も少なくありませんが、現在では自分の血液を輸血に用いる自己血輸血という方法が確立しています。そのため他人の血液を輸血することなく手術を行うことが、ほとんどの場合で可能になっています。

Q 側弯症と診断されて経過観察を受けている子どもや、学校・家庭で注意するようにいわれた子どもには、日常どのようなことに気を付ければよいのでしょうか？

A 側弯症のすべてが、高度の変形に進行するわけではありません。むしろ、多くの側弯症は軽度のままですむことがあり、軽度の側弯症は、将来的に何の障害も残しません。したがって、軽い側弯症を心配しすぎることはありません。子どもに病気だという意識を持たせることなく、のびのびとした生活をさせながら経過を見ていけばよいのです。

Q 特発性側弯症は女性に多いとのことですが、妊娠や出産に影響しますか？

A 側弯症と妊娠や出産について多くの研究がありますが、影響はないと考えられています。

編集後記

　昭和53年に発刊された「知っておきたい脊柱側弯症」（財団法人日本学校保健会編）と昭和58年に発刊された「新版　脊柱検診のしおり　知っておきたい脊柱側弯症」（財団法人日本学校保健会編）を改訂し、日本側弯症学会にて編集された「側弯のしおり　改訂版　知っておきたい脊柱側弯症」が平成15年に出版され10数年が経過しました。この間に小児側弯症に対する手術治療の進歩、成人脊柱変形の診療拡大、学校検診システムの改正など多くの医療情勢の変化があったことから「側弯のしおり」の改訂の必要性が高まり、日本側弯症学会学校保健委員会前委員長、赤澤努先生のもと、改訂版を作成するプロジェクトが立ち上げられました。

　その後、私が委員長を引き継ぎ、委員会でまずどういう内容で構成すべきかを検討し、今回、側弯症と生活習慣、早期発症側弯症、大人の側弯症の項目が新たに設けられ、学会評議員の先生方を中心に執筆を担当して頂き原稿を作成しました。

　さらに一般の方を対象とする小冊子である特性上、難解な部分をなくし平易な言葉でできるだけ理解し易くするよう、各執筆者の関係施設のパラメディカルスタッフに原稿をお目通し頂き用語や表現の修正を行いました。

　このような一連の作業を経て完成し発刊された「側弯のしおり　第4版」は、時代の要請に即した新たな内容を含むように更新され、脊柱側弯症についての最新情報を望まれる方々のお役に立てるものに仕上がったと思います。

　原稿の作成をご快諾頂きました先生方には敬意を表すとともに深く感謝致します。中でもイラスト作成にも多大なご協力を賜りました藤原憲太先生には大変お世話になりました。またインテルナ出版の担当者様、編集作業にご指導を頂きました、川上紀明先生、小谷俊明先生、そして各先生方や出版社との連絡をはじめ資料作成などお手伝いを頂きました藤本容子様にも心よりお礼申し上げます。

　最後に、本しおり発刊に際し、巻頭言をご寄稿頂き、読者に向け暖かいお言葉を賜りました順天堂大学名誉教授、山内裕雄先生に拝謝申し上げます。

2019年12月

日本側彎症学会学校保健委員会委員長
独立行政法人国立病院機構宮崎東病院整形外科医長

黒　木　浩　史

この「側弯のしおり・知っておきたい脊柱側弯症（第4版）」は、昭和53年に発刊された「知っておきたい脊柱側弯症」（財団法人日本学校保健会編）と、昭和58年に発刊された「新版脊柱検診のしおり知っておきたい脊柱側弯症」（財団法人日本学校保健会編）、および平成15年「改訂版　知っておきたい脊柱側弯症」を改訂して日本側弯症学会により編集されました。

［側弯のしおり］
知っておきたい脊柱側弯症（第4版）　　　ISBN 978-4-900637-58-0

2022年3月24日　　第4版・第2刷発行

編　集　日本側弯症学会

発行者　稲　葉　友　哉
発行所　インテルナ出版株式会社

〒102-0072　東京都千代田区飯田橋 4-7-11　カクタス飯田橋ビル
電話 03-3944-2591（編集）・2691（販売）　FAX 03-5319-2440
http://www.intern.co.jp/　E-mail：hanbai@intern.co.jp

乱丁・落丁の際はお取り替えいたします。　　　　　　　印刷／㈱第一印刷所